# Umschreibung Urlaub

I0481790

## Wie heißt das gesuchte Wort?

Casilda Berlin

# Weitere Bücher für Senioren von Casilda Berlin:

Umschreibung Tiere – Wie heißt das gesuchte Tier? Band 1
Seniorenbeschäftigung Rätsel
ISBN-13: 978-1978395756


Umschreibung Gegenstände – Wie heißt der gesuchte Gegenstand?
Seniorenbeschäftigung Rätsel
ISBN-13: 978-1978430990


Umschreibung Blumen und Garten – Wie heißt die Blume oder der Gegenstand?
Seniorenbeschäftigung Rätsel
ISBN-13: 978-1977997524


Umschreibung Alte Schätzchen – Wie heißt das gesuchte Wort?
Seniorenbeschäftigung Rätsel
ISBN-13: 978-1979365628


Umschreibung Essen und Trinken – Wie heißt die Speise oder das Getränk?
Seniorenbeschäftigung Rätsel
ISBN-13: 978-1984179555


Umschreibung Haushalt – Wie heißt das gesuchte Wort?
Seniorenbeschäftigung Rätsel
ISBN-13: 978-1985219472


Umschreibung Kleidung – Wie heißt das gesuchte Wort?
ISBN-13: 978-1986117074


Besuchen Sie die Autorin Casilda Berlin, und holen Sie sich
1 kostenloses ebook zum Ausmalen:

www.casilda-berlin.de

Alle Rechte vorbehalten.
Kein Teil des Werkes darf ohne vorherige schriftliche Genehmigung des Verlages reproduziert oder elektronisch gespeichert werden.

ISBN:     978-1721204809

# Wie heißt das gesuchte Wort?

Viele Senioren lösen gerne Rätsel, auch dann, wenn die grauen Zellen etwas nachgelassen haben. In der Seniorenbeschäftigung gehören Rätsel inzwischen zu den Klassikern.

Dieses Rätselbuch eignet sich für Einzel- und Gruppenmaßnahmen und wird mit einem Begleiter durchgeführt. So kann es auch für einen unterhaltsamen Nachmittag unter Freunden oder in der Familie, wo es um Seniorenbeschäftigung geht, zum Einsatz kommen.

Alle zu erratenden Begriffe zum Thema Urlaub sind Senioren bekannt wie zum Beispiel Strandkorb, Wattwanderung, Sonnenhut, Urlaubsfotos, Reisepass, Hotel oder Flughafen.

Teilnehmer, die den gesuchten Begriff erraten, erleben freudige Erfolgserlebnisse. Diese können verstärkt werden, indem für jede richtige Lösung eine Kleinigkeit wie z. B. ein Schokoriegel oder ein Bonbon überreicht wird.

Das Buch wurde im Praxisalltag in der Seniorenbetreuung entwickelt, um die geistigen Fähigkeiten und die Kommunikation anzuregen. Die grauen Zellen werden dadurch spielerisch trainiert und auf Vordermann gebracht.

Die Rätsel-Anforderungen passen für die Pflegegrade 1 bis 3, in Einzelfällen auch für Pflegegrad 4.

# So gelingt die Rätselrunde:

Alle Teilnehmer beteiligen sich daran, herauszufinden, welcher Begriff zum Thema Urlaub gemeint ist.

Eine Person (z. B. Familienangehöriger, Partner, Gruppenleiter oder Begleiter) erklärt die Vorgehensweise:

Mehrere kurze Sätze geben Hinweise auf das gesuchte Wort.

Jeder Satz wird langsam und für alle Teilnehmer gut verständlich vorgelesen. Nach jedem Satz wird eine kleine Pause eingelegt und gefragt, ob es Vorschläge zu dem gesuchten Begriff gibt.

Der erste Satz wird dann wiederholt, anschließend der zweite ergänzt.

Dann werden beide Sätze wiederholt und der dritte Satz ergänzt. Der Begleiter fragt erneut nach Ideen.

Nach und nach wird Satz für Satz vorgelesen, bis der gesuchte Begriff gefunden ist.

Wenn die Teilnehmer keine Lösung finden, nennt der Begleiter am Ende die Lösung.

Wird das Wort vorzeitig erraten, werden die noch übrigen Sätze vorgelesen.

Anschließend geht es weiter mit der nächsten Seite.

1. Gesucht wird ein Gegenstand, den man für Reisen in bestimmte Länder benötigt.

2. Die frühen Formen dieses Gegenstandes waren bereits im Mittelalter verbreitet.

3. Aussehen, Nutzung und Funktion des Gegenstandes unterscheiden sich je nach Herkunftsland des Inhabers.

4. Viele Länder kann man nur mit seiner Hilfe bereisen.

5. Er gibt Aufschluss über die Staatsangehörigkeit des Besitzers.

6. Mit ihm kann man beweisen, dass man tatsächlich der Mensch ist, der man vorgibt zu sein.

7. Er besteht aus mehreren Seiten, auf denen bei einer Einreise Stempel hinterlassen werden.

Antwort: Reisepass

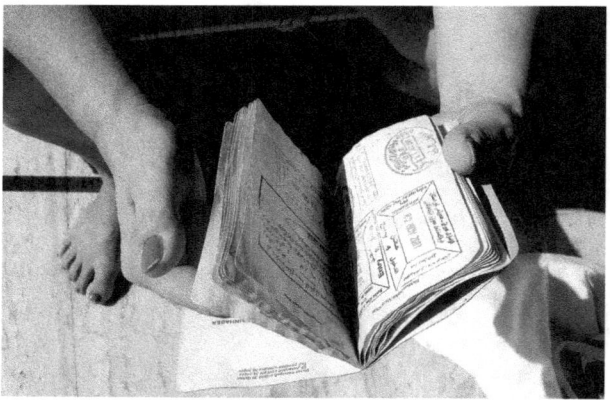

1. Gesucht wird eine besondere Reiseart.

2. Hier ist der Weg das Ziel.

3. Wenn jemand in kurzer Zeit viele verschiedene Orte besuchen möchte, dann ist dies die beste Reiseart.

4. Man braucht sich weder um Verpflegung, noch um tägliches Kofferpacken zu kümmern.

5. Sein Hotelzimmer hat man quasi immer dabei, ohne es ständig wechseln zu müssen.

6. Wer schnell seekrank wird, sollte auf diese Reiseart verzichten.

7. Zu dieser Reiseart passt das Lied: „Eine Seefahrt, die ist lustig".

8. In der Sendung Traumschiff kann man diese Reiseart miterleben.

Antwort: Kreuzfahrt

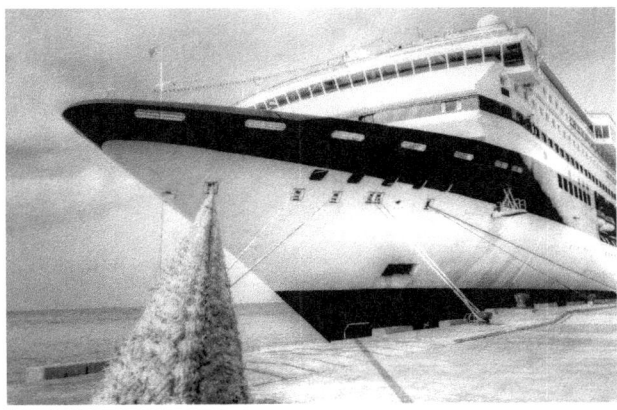

1. Gesucht wird ein Gegenstand, der in keinem Reisegepäck fehlen sollte.

2. Seine Anschaffung ist meistens teuer, sodass man während einer Reise gut darauf aufpassen sollte.

3. Urlaubserinnerungen haben sehr viel mit diesem Gegenstand zu tun.

4. Je nach Modell und Ausstattung hat er ein hohes Eigengewicht.

5. Auf einer Reise wird er in einer separaten Tasche transportiert.

6. Man kann ihn mit viel Zubehör kaufen wie z. B. ein Stativ, Objektiv und Blitzgerät.

7. Ohne diesen Gegenstand kann man kein Urlaubsalbum erstellen.

Antwort: Fotoapparat

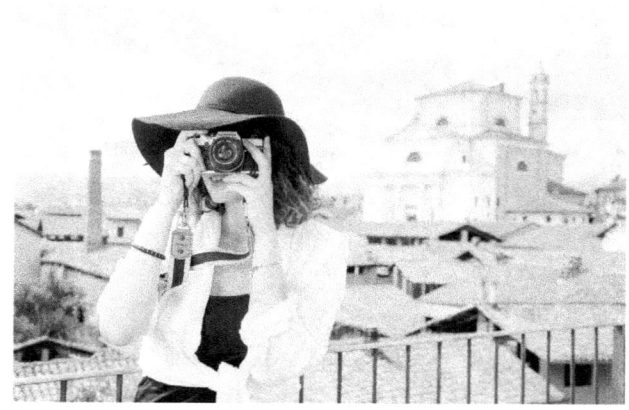

1. Gesucht wird eine Örtlichkeit, die nur in großen Städten anzutreffen ist.

2. Hier gibt es viele Treppen, Rolltreppen und Aufzüge.

3. An den zahlreichen Schaltern stehen häufig lange Menschenschlangen.

4. Hier trifft man auf Menschen aus aller Herren Länder.

5. An kaum einem anderen Ort sieht man so viele Menschen mit Gepäck.

6. Ohne diese Örtlichkeit ist eine zeitnahe Reise in ferne Länder nicht möglich.

7. Für viele Menschen beginnt der Urlaub mit dem Aufsuchen dieser Örtlichkeit.

8. Eine Reise von hier aus ist nur mit einem Flugticket möglich.

Antwort: Flughafen

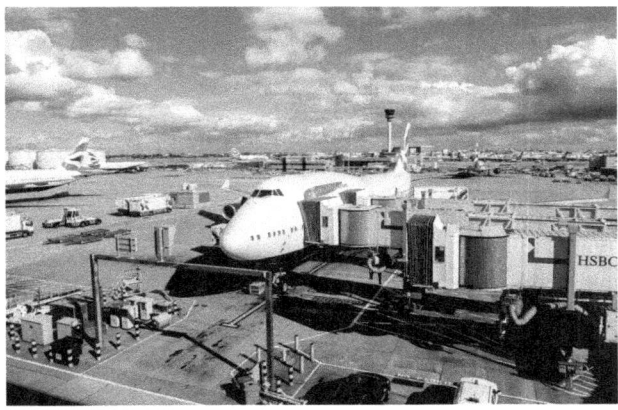

1. Gesucht wird eine beliebte Pflanze, die es schon vor 70 Millionen Jahren gab.

2. In der Bibel gilt sie als Baum des Friedens.

3. Heute kann man sie auch als Zier- und Zimmerpflanze kaufen.

4. Hauptsächlich findet man sie in den Tropen und Subtropen.

5. Je nach Sorte hat sie essbare Früchte oder Samen wie beispielsweise Datteln oder Kokosnüsse.

6. Sie wird häufig mit Urlaub, Strand, Meer und fernen Ländern assoziiert.

7. Im Urlaub liegt man gerne unter ihr, weil sie Schatten spendet.

8. Wenn man sich über jemanden aufregt, sagt man auch: "Der bringt mich auf die …".

Antwort: Palme

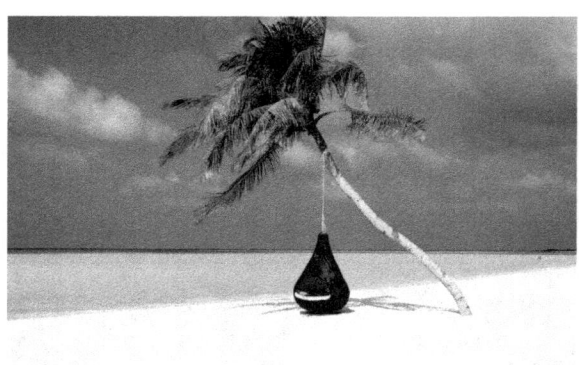

1. Gesucht wird ein Gegenstand, der wie kaum ein anderer an einen schönen Urlaub erinnert.

2. Früher gehörte er zum Urlaub wie das Meer zum Strand, heute wird er immer weniger genutzt.

3. Man nimmt ihn nicht mit in den Urlaub, sondern kauft ihn vor Ort.

4. Er ist rechteckig und besteht aus Karton.

5. Auf der Vorderseite sind schöne Landschaftsmotive und Sehenswürdigkeiten zu sehen.

6. Auf der Rückseite hinterlässt man Urlaubsgrüße an Angehörige und Freunde.

7. Bevor man ihn mit der Post verschickt, wird er mit einer Briefmarke beklebt.

Antwort: Postkarte

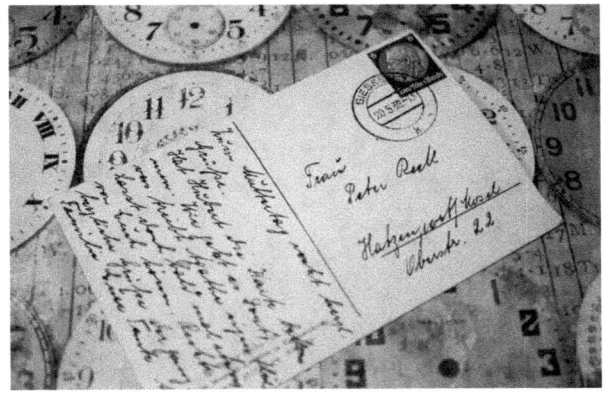

1. Der gesuchte Gegenstand darf in keiner Reisetasche fehlen.

2. Er ist in den Sommermonaten unverzichtbar, kann aber auch im Schnee gute Dienste leisten.

3. Man kann ihn in jeder gut ausgestatteten Drogerie kaufen.

4. Er schützt die Haut vor den negativen Auswirkungen der UV-Strahlung.

5. Es gibt den Gegenstand mit unterschiedlichen Lichtschutzfaktoren.

6. Er ist wichtig, um einen Sonnenbrand zu verhindern.

Antwort: Sonnencreme

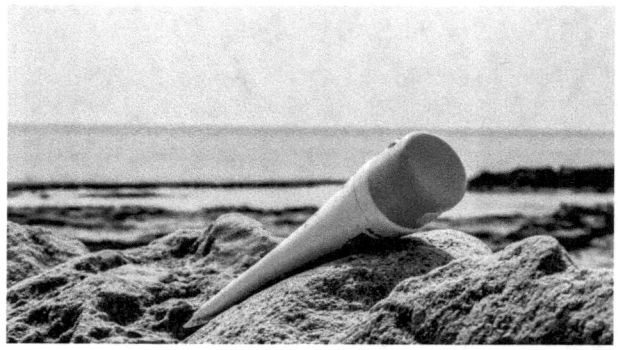

1. Gesucht wird eine beliebte Örtlichkeit, die man nur im Urlaub nutzt.

2. Sie ist weltweit in vielen Urlaubsregionen vorhanden.

3. Sie bietet viel Platz und ist ein optimaler Ersatz für das eigene Zuhause.

4. Für die Verpflegung muss man selbst sorgen.

5. Diese Örtlichkeit ist besonders bei Familien beliebt.

6. Neben Schlafzimmern sind auch eine Küche und ein Badezimmer vorhanden.

7. Im Unterschied zu Hotels und Pensionen bietet sie mehr Platz.

Antwort: Ferienwohnung

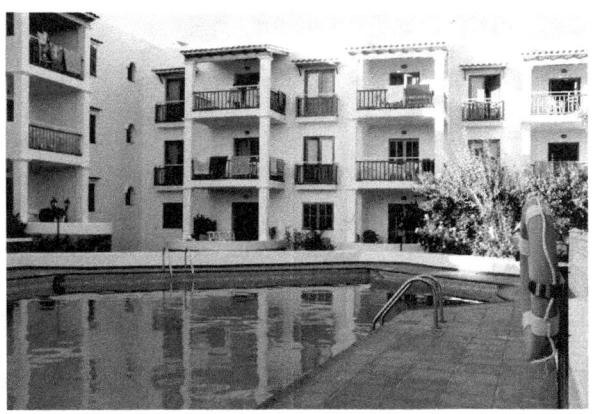

1. Gesucht wird ein beliebtes Naturschauspiel.

2. Es ereignet sich jeden Tag, aber nicht immer ist es deutlich zu erkennen.

3. Es ist ein beliebtes Motiv für Urlaubsfotos und Postkarten.

4. Besonders am Strand ist es ein imposantes Ereignis.

5. Es geht mit eindrucksvollen Verfärbungen am Himmel einher.

6. Je nach Wetterlage erstrahlt der Himmel in rot, gelb, violett oder sogar grün.

7. Der Begriff markiert den Moment des Sinkens der Sonne am Horizont.

8. Es ist das Gegenteil vom Sonnenaufgang.

Antwort: Sonnenuntergang

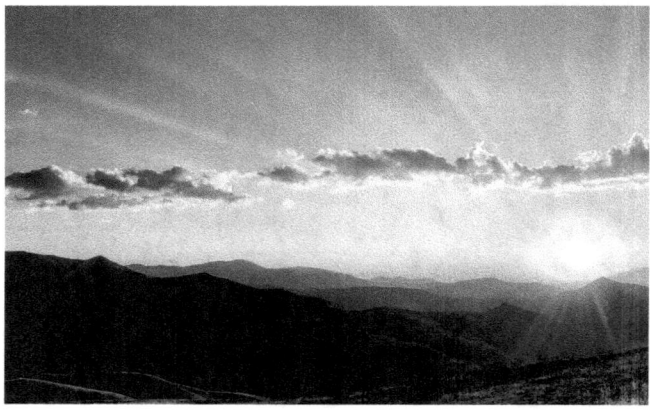

1. Die ersten Exemplare dieses gesuchten Gegenstandes gab es schon in den 1920-er Jahren.

2. Heute gibt es unzählige Formen, Farben und Materialien.

3. Es ist ein beliebtes Kleidungsstück, das man nicht bügeln braucht.

4. Obwohl es sich um einen Anzug handelt, sollte man ihn besser nicht im Berufsalltag tragen.

5. In der Regel wird dieser Anzug nur von Frauen getragen.

6. Überflüssige Pfunde lassen sich hiermit kaum vertuschen.

7. Gesucht wird ein einteiliges Bekleidungsstück, das ungewöhnlich dehnbar ist.

8. Hauptsächlich wird es beim Schwimmen oder Sonnenbaden getragen.

Antwort: Badeanzug

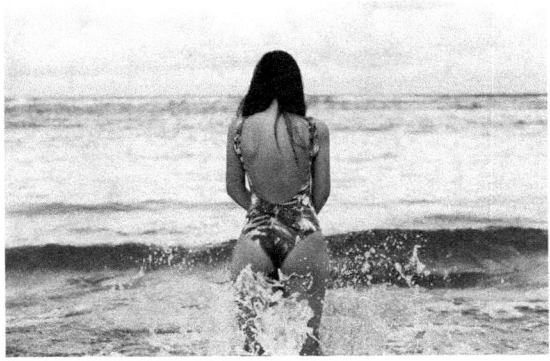

1. Gesucht wird eine beliebte Freizeitbeschäftigung.

2. Besonders gerne wird sie im Urlaub ausgeübt.

3. Sie ist fast an jedem Ort möglich, wo es trocken ist.

4. Man kann mit ihr wunderbar abschalten und auf andere Gedanken kommen.

5. Besonders gerne übt man sie auf der Couch oder einer bequemen Liege aus.

6. Es wird nur eine Zeitung oder ein Buch benötigt.

7. Wer diese Freizeitbeschäftigung intensiv ausübt, wird auch als …ratte bezeichnet.

Antwort: Lesen

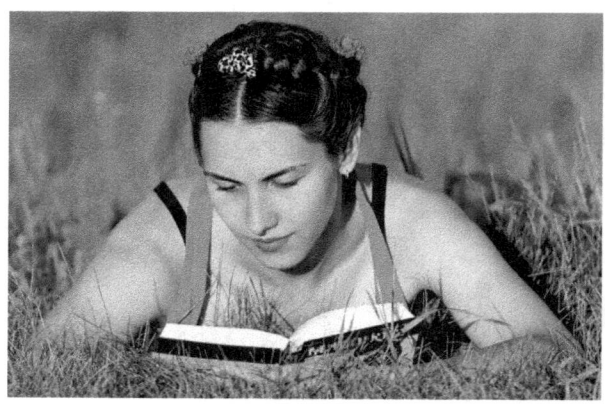

1. Gesucht wird eine Örtlichkeit, die bekannt ist für viel Trubel in der Ferienzeit.

2. Nach einer längeren Fahrt freut man sich auf sie.

3. Sie ist für die Urlauber relevant, die mit einem Bus oder Auto verreisen.

4. Man kann sie als eine besondere Art von Gasthaus beschreiben.

5. Wenn man Hunger hat oder das stille Örtchen aufsuchen möchte, ist man hier richtig.

6. Der gesuchte Begriff beschreibt einen Ort, an dem man eine Pause einlegen kann.

7. Sie ist in vielen Ländern an Autobahnen anzutreffen.

Antwort: Raststätte

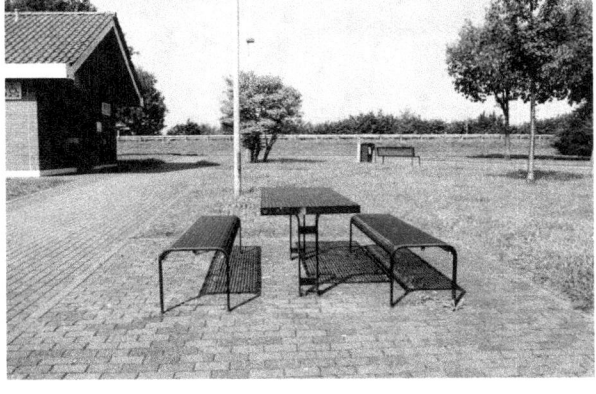

1. Gesucht wird ein bestimmtes Bauwerk.

2. Es wird besonders gerne von Kindern erbaut.

3. In einigen Orten werden rund um diese Art von Bauwerken sogar Wettbewerbe veranstaltet.

4. Hauptsächlich erfolgt die Erbauung während der Urlaubszeit.

5. Das Erbauen dient dem Spaß und Zeitvertreib.

6. Als Werkzeuge dienen nur Schaufel, Eimer, Wasser und Sand.

7. Werke aus träufelndem sehr nassem Sand werden als Kleckerburg bezeichnet.

8. In erster Linie entstehen diese Bauwerke an Sandstränden an der Nord- und Ostsee.

Antwort: Sandburg

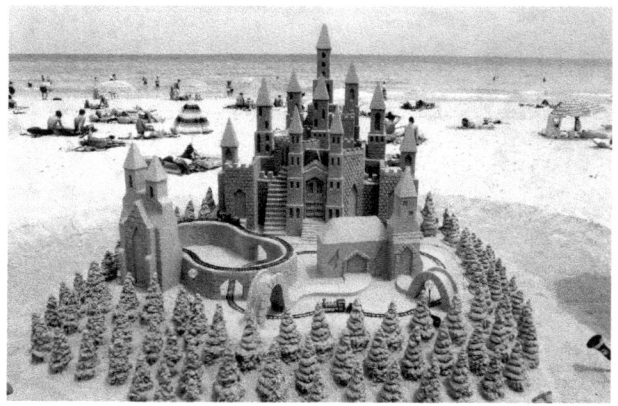

1. Gesucht wird eine beliebte Freizeitbeschäftigung, die häufig im Urlaub ausgeübt wird.

2. Sie sorgt für Bewegung an der frischen Luft.

3. An ihr kann die gesamte Familie Gefallen finden, denn sie eignet sich für Groß und Klein und Jung und Alt.

4. Möglich ist sie nur bei trockenem Wetter.

5. Sie wird auf einer abgegrenzten Anlage durchgeführt, für die man Eintritt bezahlen muss.

6. Typisch sind diverse Bahnen mit vielen Hindernissen und einem Loch.

7. Ziel ist es, einen Ball in ein Loch zu schlagen und dabei möglichst wenige Schläge zu benötigen.

Antwort: Minigolf

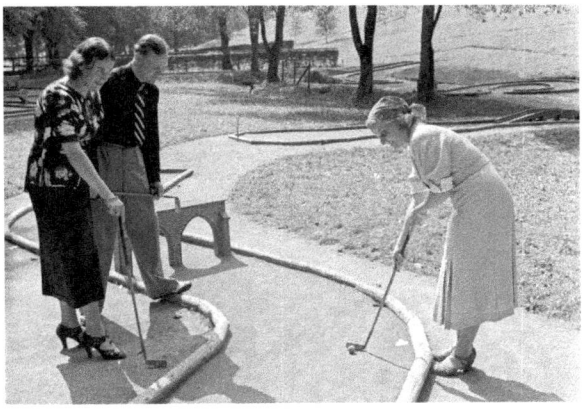

1. Gesucht wird ein Kleidungsstück, das es schon seit über 100 Jahren gibt.

2. Anfangs wurde es hauptsächlich getragen, um Verletzungsgefahren zu reduzieren.

3. Heute wird es häufig auch aus hygienischen Gründen getragen.

4. Im Sommer ist es ein wichtiger Begleiter für Strand und Meer.

5. Es besteht aus strapazierfähigem Kunststoff.

6. Kaum ein anderes Kleidungsstück ist so schnell anzuziehen wie dieses.

7. Eine wichtige Eigenschaft ist die Rutschfestigkeit auf nassen Böden.

8. Es ist ein beliebter Ersatz für Sandalen.

Antwort: Badeschlappen

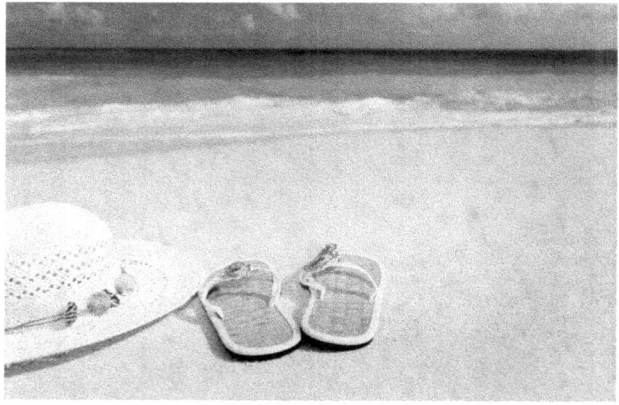

1. Gesucht wird ein Gegenstand, der vor Sonne, Wind und Regen schützt.

2. Die ersten Modelle gab es zu Beginn des 20. Jahrhunderts.

3. Der Kaufpreis ist sehr hoch, sodass der Gegenstand meistens für die Dauer der Nutzung angemietet wird.

4. Man findet ihn nur an der deutschen Nord-und Ostsee.

5. Vereinzelt ist er auch in privaten Gärten anzutreffen.

6. Er besteht aus einem zweiteiligen Holzgestell mit Korbgeflecht, sowie einer überdachten Sitzfläche.

7. Bei dem gesuchten Gegenstand handelt es sich um ein Sitzmöbel am Strand.

Antwort: Strandkorb

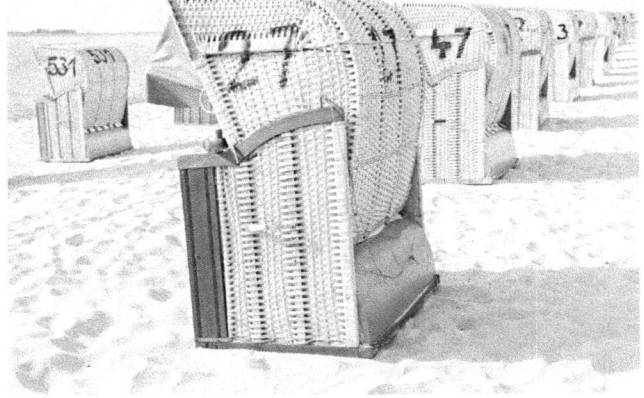

1. Gesucht wird ein Gegenstand, der viel von der Welt sieht.

2. Je nach Modell kann man ihn tragen, schieben oder ziehen.

3. Manches Familienmitglied hat ihn schon vor die Haustür gestellt bekommen.

4. Ohne diesen Gegenstand ist eine Urlaubsreise kaum möglich.

5. Auf einer Bahnreise ist man dankbar für helfende Hände, die beim Transport dieses Gegenstandes helfen.

6. Ein bekanntes Lied von Marlene Dietrich lautet: „Ich hab noch einen … in Berlin".

Antwort: Koffer

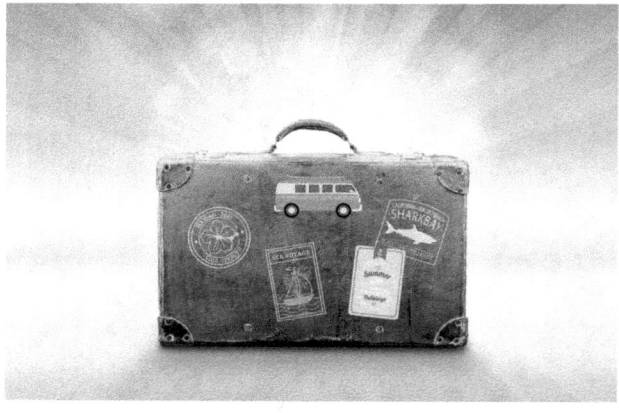

1. Gesucht wird ein Gegenstand, der früher für die Herstellung von Knöpfen verwendet wurde.

2. Bevor Geldmünzen erfunden wurden, war dieser Gegenstand in einigen Ländern die eigentliche Währung.

3. Er kommt in der Natur mit 10.000 verschiedenen Arten vor.

4. Die Schale besteht immer aus zwei Klappen.

5. Man findet den Gegenstand an vielen Stränden auf der ganzen Welt.

6. Beim Strandspaziergang wird er gerne eingesammelt und dient zuhause als schöne Urlaubserinnerung.

Antwort: Muschel

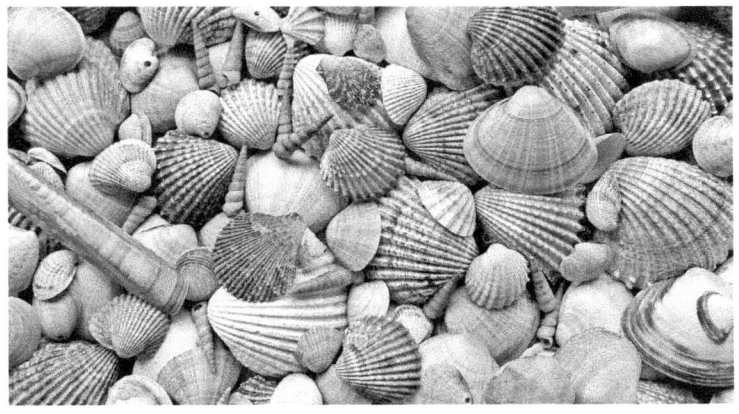

1. Diese gesuchte Örtlichkeit ist häufig ein Bestandteil von Mehrfamilienhäusern.

2. Sie befindet sich immer an der Außenseite eines Gebäudes.

3. Die Einfassung erfolgt durch ein Geländer.

4. Wenn jemand hier grillt, ist Ärger meistens vorprogrammiert.

5. Ein Sichtschutz schützt vor neugierigen Blicken aus der Nachbarschaft.

6. Für viele Menschen ist diese Örtlichkeit ein Platz an der Sonne.

7. Die Einrichtung besteht meistens aus bunten Blumenkübeln, einer Sitzgarnitur und einem Sonnenschirm.

8. Man kann hier seinen Urlaub verbringen, was als Balkonien bezeichnet wird.

Antwort: Balkon

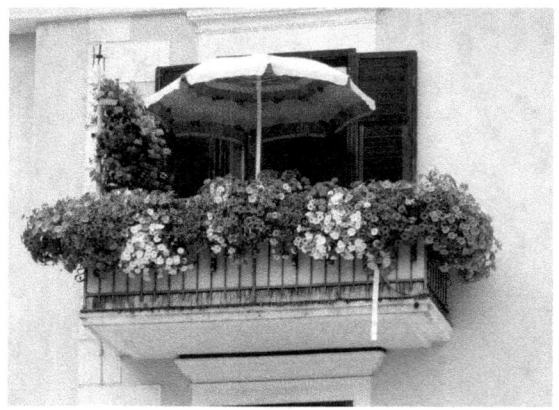

1. Dieser gesuchte Begriff beschreibt ein beliebtes Fortbewegungsmittel.

2. Es ist sehr bequem, denn man braucht es nicht selbst zu steuern.

3. Häufig gibt es Diskussionen darüber, wem die mittlere Armlehne gehört.

4. Ein schnarchender Sitznachbar kann die Urlaubsvorfreude etwas schmälern.

5. Das gesuchte Fortbewegungsmittel bietet die schnellste Möglichkeit, weltweit von einem Ort zum anderen zu kommen.

6. Das Essen wird von freundlichen Stewardessen serviert.

7. Bis auf den Start und die Landung befindet man sich während der Reise über den Wolken.

Antwort: Flugzeug

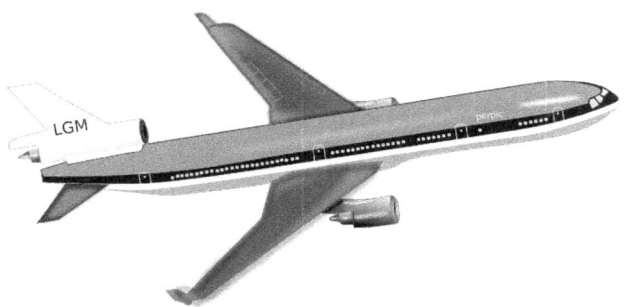

1. Gesucht wird eine der beliebtesten Aktivitäten an warmen Sommertagen.

2. Schon vor Jahrhunderten widmeten sich Menschen mit Freude diesem Freizeitvergnügen.

3. Nicht nur Menschen, sondern auch viele Tiere können diese Aktivität ausüben.

4. Im Unterschied zu Tieren müssen Menschen diese Tätigkeit erst erlernen.

5. Man sollte sie nur in leichter Bekleidung ausführen.

6. Die Ausführungsmöglichkeiten werden nach den Varianten Brust, Rücken und Kraul unterschieden.

7. Man kann die Aktivität im Meer, Fluss, See oder Schwimmbad ausüben.

Antwort: Schwimmen

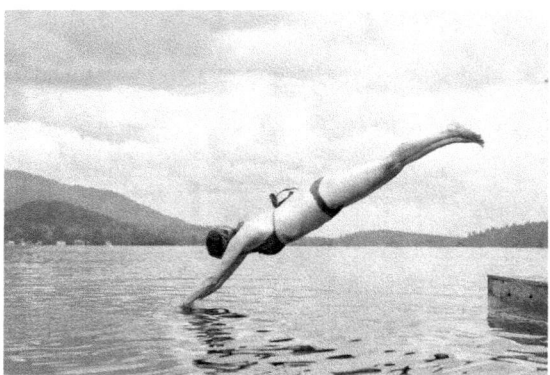

1. Gesucht wird eine beliebte Örtlichkeit.

2. Hier kann man sich nicht nur tagsüber, sondern sogar nachts aufhalten.

3. Bei schlechtem Wetter kann ein Aufenthalt sehr ungemütlich werden.

4. Man findet diese Örtlichkeit in vielen touristischen Regionen.

5. Sie bietet die Möglichkeit, einen preiswerten Urlaub zu machen.

6. Sein eigenes Bett bringt man immer mit.

7. Anstatt in einem Ferienhaus oder Hotel lebt man hier in einem Zelt oder Wohnwagen.

Antwort: Campingplatz

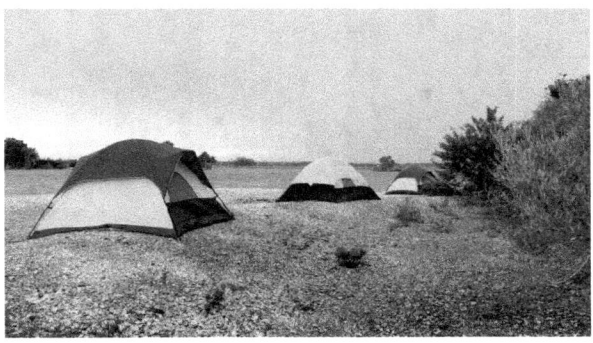

1. Gesucht wird eine beliebte Beschäftigung während des Urlaubs.

2. Um Risiken zu vermeiden, existieren festgelegte Wege und Routen.

3. Es empfiehlt sich das Mitnehmen eines Kompasses, um die Orientierung nicht zu verlieren.

4. Da die Aktivität auf schlickigem Boden erfolgt, ist sie sehr anstrengend.

5. Wer diese Aktivität zum ersten Mal unternimmt, sollte sich von einem Ortskundigen begleiten lassen.

6. Sie ist von Ebbe und Flut abhängig und deswegen fast nur an der Nordsee möglich.

7. Der gesuchte Begriff bezeichnet einen Spaziergang im Watt.

Antwort: Wattwanderung

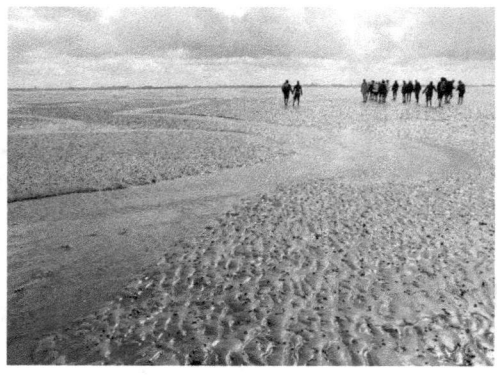

1. Gesucht wird eine beliebte Urlaubsbeschäftigung.

2. Man kann sich dabei entspannen und erholen.

3. Man trägt nur wenig oder gar keine Kleidung.

4. Um die Haut vor möglichen Schäden zu schützen, wird sie mit Sonnencreme eingerieben.

5. Je länger man sie ausübt, umso mehr verändert sich die Hautfarbe.

6. Menschen mit heller Hautfarbe laufen bei dieser Urlaubsbeschäftigung Gefahr, einen Sonnenbrand zu erleiden.

7. Der gesuchte Begriff beschreibt das Liegen in der Sonne.

Antwort: Sonnenbad

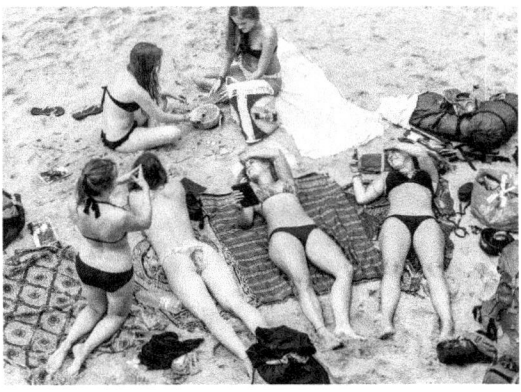

1. Gesucht wird ein beliebtes Transportmittel.

2. In der Regel fährt es nach einem vorgegebenen Fahrplan.

3. Für längere Fahrten kann man Übernachtungsmöglichkeiten in Anspruch nehmen.

4. Je nach Belieben kann man es als Fußpassagier oder Autofahrer nutzen.

5. Es fährt weder auf Schienen, noch auf Straßen.

6. Es unterscheidet sich in Größe und Funktion von anderen Schiffstypen.

7. Man nutzt es hauptsächlich dort, man ein Gewässer überqueren will, aber keine Brücke existiert.

Antwort: Fähre

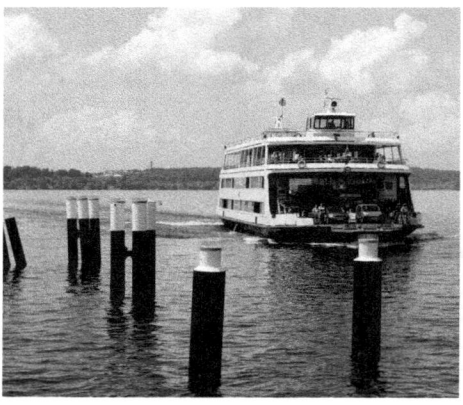

1. Gesucht wird eine beliebte Örtlichkeit.

2. Es gibt sie weltweit in fast jedem Ort.

3. Durch die Sterneanzahl wird sie in unterschiedliche Kategorien eingeteilt.

4. Urlauber, aber auch Geschäftsreisende, nutzen sie regelmäßig.

5. Es handelt sich um eine Art Daheim, das weit weg von Zuhause ist.

6. Je nach Lage hat man einen Balkon, Meerblick oder Landblick.

7. Man kann nicht nur die Übernachtung buchen, sondern auch Frühstück, Mittagessen und Abendessen.

Antwort: Hotel

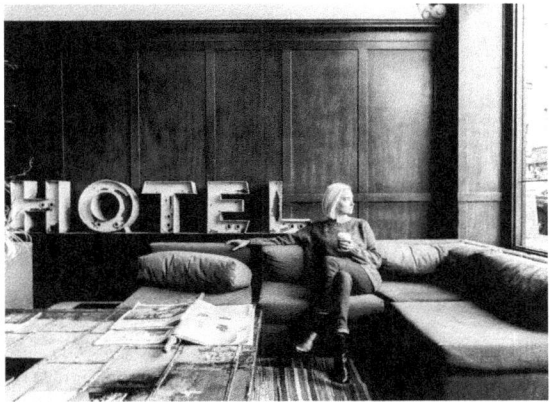

1. Gesucht wird ein praktischer Reisebegleiter.

2. Er besteht aus Stoff, Kunststoff oder Leder.

3. Typisch sind flexibel einstellbare Trageriemen.

4. Große Ausführungen verfügen über einen Hüftgurt oder ein zusätzliches Tragegestell.

5. Bei dem gesuchten Gegenstand handelt es sich um einen Vertreter aus der Familie der Gepäckstücke.

6. In großer Ausführung kann er sogar als Ersatz für einen Koffer dienen.

7. Er wird immer auf dem Rücken getragen.

Antwort: Rucksack

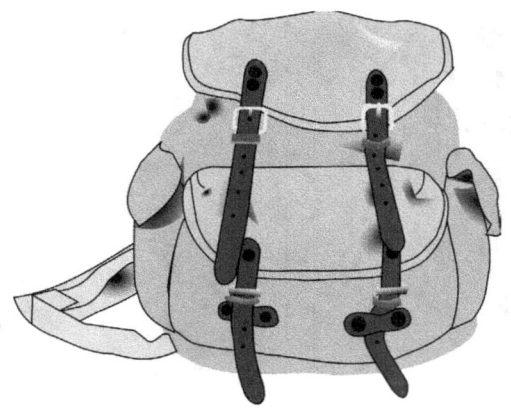

1. Bei dieser gesuchten Örtlichkeit geht es rauf und runter.

2. Es handelt sich um eine bestimmte Geländeform, welche die Umgebung überragt.

3. Es empfiehlt sich, die Orientierung nicht zu verlieren.

4. Mit zunehmender Höhe ist es wichtig, schwindelfrei zu sein.

5. Manchmal sieht man vor lauter Wolken die Landschaft nicht.

6. Gesucht wird eine beliebte Landschaft, die ein beliebtes Motiv für Ansichtskarten und Urlaubsfotos ist.

7. Je nach Belieben und Jahreszeit kann man hier wandern oder Ski fahren.

8. Hier kann man nach Lust und Laune Gipfel erklimmen.

Antwort: Berge

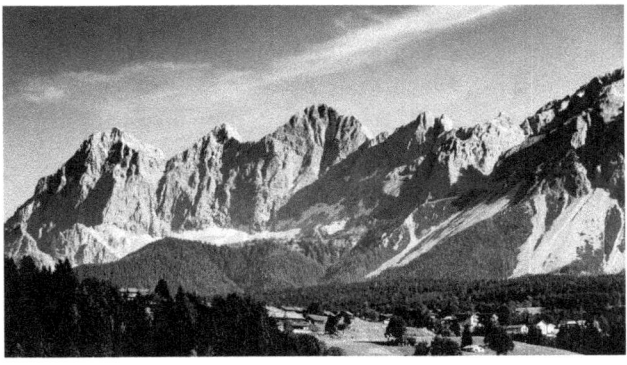

1. Gesucht wird eine Örtlichkeit, die besonders häufig im Urlaub aufgesucht wird.

2. Diese Örtlichkeit kann natürlichen Ursprungs sein, doch meistens ist sie künstlich geschaffen.

3. Hauptsächlich findet man sie an der Uferregion von Meeren, Flüssen oder größeren Seen.

4. Sie ist ein beliebter Start- und Endpunkt für Tagesausflüge oder Urlaubsfahrten.

5. In Hamburg ist diese Örtlichkeit ein Tor zur Welt und verbindet die Stadt mit 178 Ländern.

6. Je nach Größe und Zweck ankern hier Fähren, Yachten oder Fischerboote.

7. Wenn jemand heiratet, sagt man auch: „Er läuft in den … der Ehe ein".

Antwort: Hafen

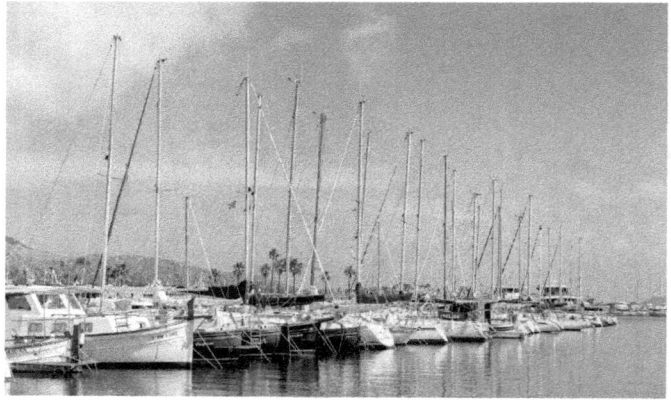

1. Gesucht wird ein Kleidungsstück.

2. Je knapper es geschnitten ist, umso mehr überflüssige Pfunde kommen zum Vorschein.

3. Durch einen Gummizug ist es sehr dehnbar.

4. Obwohl es sich um eine Hose handelt, sollte man diese nicht im Büro tragen.

5. Es wird hauptsächlich zum Schwimmen und Sonnenbaden getragen.

6. Während Frauen in Badeanzüge oder Bikinis schlüpfen, bevorzugen Männer dieses Kleidungsstück.

7. Ein bekanntes Lied lautet: „Pack die ... ein, nimm dein kleines Schwesterlein und dann nischt wie raus nach Wannsee".

Antwort: Badehose

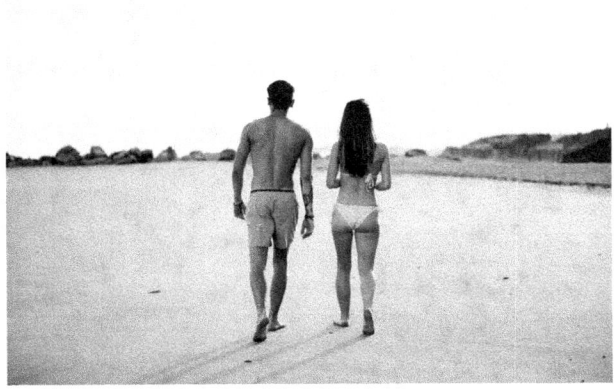

1. Der gesuchte Gegenstand gehört zu einem Urlaub wie das Meer zum Strand.

2. Man sagt ihm nach, dass er besonders glücklich machen soll.

3. Es ist ein Gegenstand, den man selbst herstellt.

4. Er zählt zu den wertvollsten Urlaubserinnerungen.

5. Anhand dieses Gegenstandes kann man den Zuhausegebliebenen die Urlaubseindrücke besonders gut vermitteln.

6. Nach dem Urlaub hängt man die schönsten Ergebnisse an die Wand oder klebt sie in ein dafür vorgesehenes Album.

7. Ohne einen Fotoapparat kann dieser Gegenstand nicht entstehen.

Antwort: Urlaubsfoto

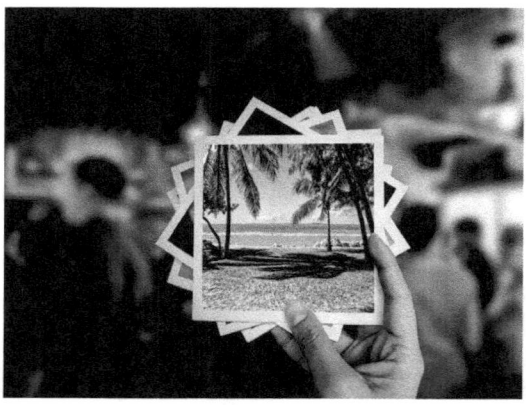

1. Der gesuchte Begriff bezeichnet eine Pflanze, aber auch ein beliebtes Kleidungsstück im Urlaub.

2. An heißen Sonnentagen sollte man auf das Tragen nicht verzichten.

3. Das Material besteht aus Stroh, Baumwolle oder Leinen.

4. Der gesuchte Gegenstand schützt vor zu viel Sonne.

5. Im Unterschied zu einer Mütze hat dieser Gegenstand meistens eine umlaufende Krempe.

6. Die passende Größe wird vom Kopfumfang bestimmt.

7. Der gesuchte Gegenstand wird auf dem Kopf getragen.

Antwort: Sonnenhut

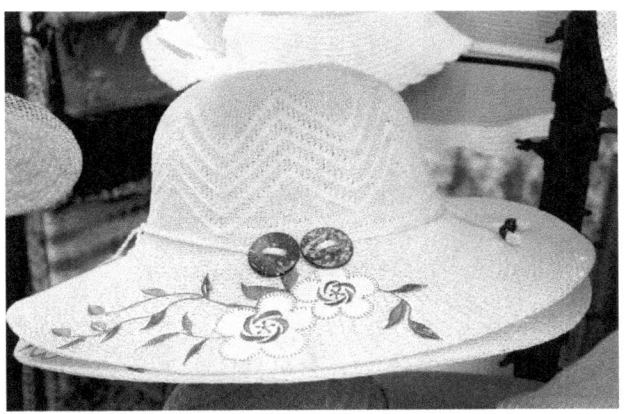

1. Gesucht wird eine Örtlichkeit, die gerne im Urlaub aufgesucht wird.

2. Früher war sie immer bewohnt, heute übernehmen technische Apparate die Aufgaben.

3. Sie ist ein beliebtes Motiv für Urlaubsfotos und Postkarten.

4. Hauptsächlich ist sie in Küstennähe anzutreffen.

5. Durch den turmförmigen Baustil ist diese Örtlichkeit schon von weitem zu sehen.

6. Eine der bekanntesten deutschen Örtlichkeiten dieser Art heißt „Roter Sand" und steht vor der deutschen Nordseeküste.

7. Sie dient primär dazu, Schiffen auf See mit Lichtsignalen Zeichen zu geben.

Antwort: Leuchtturm

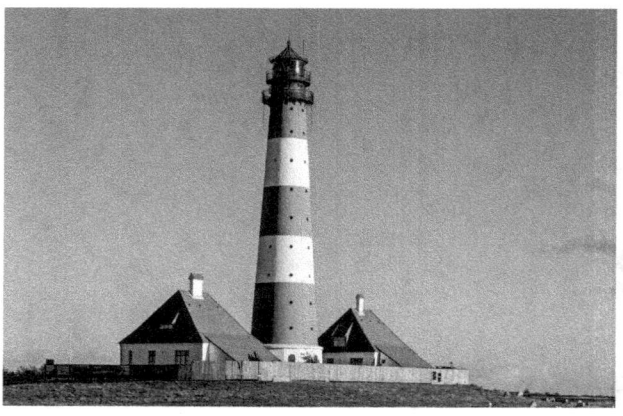

1. Gesucht wird ein gewisser Dreh- und Angelpunkt.

2. Tagsüber ist es hier voll und hektisch.

3. Es handelt sich um eine bestimmte Örtlichkeit, die man in jeder größeren Stadt antrifft.

4. Viele Menschen sind hier in Eile, weil sie Angst haben, etwas zu verpassen.

5. Um in den Urlaub zu fahren, führt für viele Menschen an dieser Örtlichkeit kein Weg vorbei.

6. So viele Koffer wie hier, sieht man kaum an anderen Orten.

7. An einem Schalter oder Automaten kann man Fahrkarten kaufen.

8. Hier fahren regelmäßig Züge ein und aus.

Antwort: Bahnhof

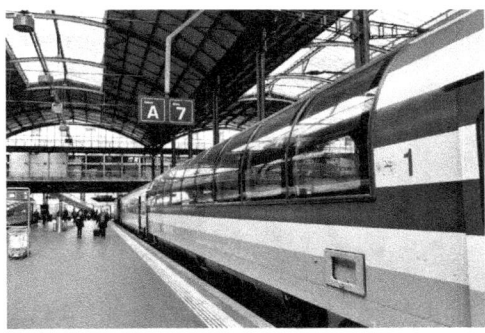

1. Gesucht wird ein Fortbewegungsmittel.

2. Es hat in der Sommerzeit Hochsaison.

3. Hauptsächlich wird es durch Windkraft betrieben.

4. Je nach Belieben kann es für sportliche Aktivitäten, Ausflüge oder Urlaubsreisen genutzt werden.

5. Es wird ein spezieller Führerschein empfohlen, in vielen Regionen ist er sogar Pflicht.

6. Je nach Modell unterscheidet man Jollen, Kielboote und Katamarane.

7. Bevor man mit diesem Schiff losfährt, sollte man wissen, wie man ein Segel setzt.

Antwort: Segelboot

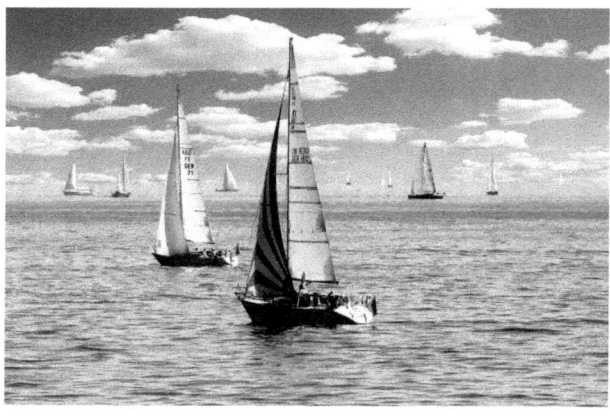

1. Gesucht wird eine beliebte Urlaubsaktivität.

2. Man kann sie alleine oder in einer Gruppe ausüben.

3. Sie kann sich über eine Dauer von einem oder mehreren Tagen erstrecken.

4. Es gibt sie in unterschiedlichen Schwierigkeitsgraden.

5. Sie ist nicht in einem Urlaub am Meer möglich.

6. Es handelt sich um eine vereinfachte Version vom Bergsteigen, bei der keine spezielle Sicherung benötigt wird.

7. Der gesuchte Begriff beschreibt das Wandern auf gekennzeichneten Wegen im Gebirgsgelände.

Antwort: Bergwanderung

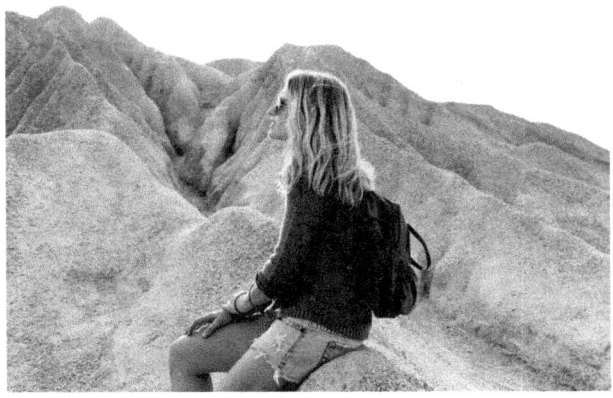

1. Gesucht wird eine Art Naturgewalt.

2. Mithilfe von CDs und bestimmten Muscheln kann man diese Naturgewalt an jedem Ort erleben.

3. Sie hat auf die meisten Menschen eine beruhigende Wirkung.

4. Viele Menschen erinnern sich durch sie an ihre Kindheit, als sie am Strand Burgen bauten.

5. Obwohl es sich bei dieser Naturgewalt um ein bestimmtes Rauschen handelt, wird es als angenehm empfunden.

6. Viele Menschen verbinden sie mit Sommer, Sonne, Meer, Strand und Urlaub.

7. Bei dieser Naturgewalt werden durch das Brechen von Wellen bestimmte Geräusche erzeugt.

Antwort: Meeresrauschen

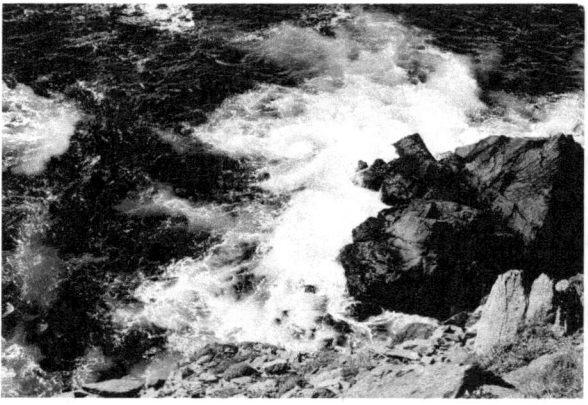

1. Gesucht wird ein Ereignis, dass besonders häufig zur Urlaubszeit in Erscheinung tritt.

2. Es verschlechtert die Laune aller Betroffenen rapide.

3. Man weiß nie, wie lange man es über sich ergehen lassen muss.

4. Kinder werden ungeduldig und quengelig und wollen beschäftigt werden.

5. Hauptsächlich betrifft dieses Ereignis diejenigen, die mit einem Auto in den Urlaub fahren.

6. Im Verkehrsfunk kann man erfahren, warum es eingetreten ist.

7. Meistens entsteht es aufgrund eines Unfalls oder eines zu hohen Verkehrsaufkommens.

8. Wenn man zu Beginn der Ferien in den Urlaub startet, muss man fast immer mit dieser Art Verkehrschaos auf der Autobahn rechnen.

Antwort: Stau

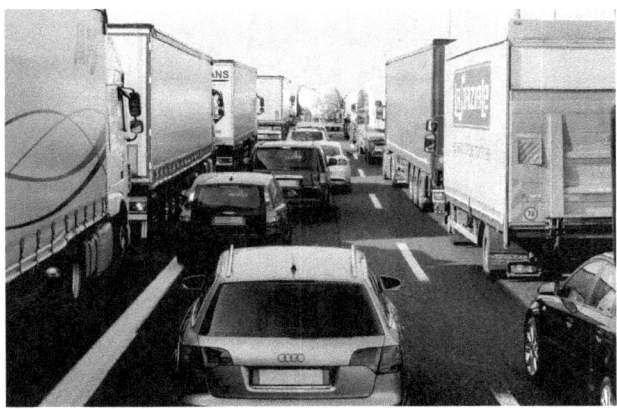

1. Bei diesem gesuchten Begriff geht es um Blasen, Juckreiz und Schmerzen.

2. Nicht nur Menschen, sondern auch Tiere können hiervon betroffen sein.

3. Es kann im Sommer und Winter auftreten.

4. Je heller die Haut, umso größer ist das Risiko.

5. Am besten schützt man sich durch Schatten, abdeckende Kleidung oder Sonnencreme mit einem hohen Lichtschutzfaktor.

6. Obwohl es sich um einen Brand handelt, ist die Feuerwehr der falsche Ansprechpartner.

7. Symptomlindernd sind Hausmittel wie Quarkauflagen und kühlende feuchte Tücher.

8. In schlimmen Fällen wird eine Salbe gegen Verbrennungen benötigt.

Antwort: Sonnenbrand

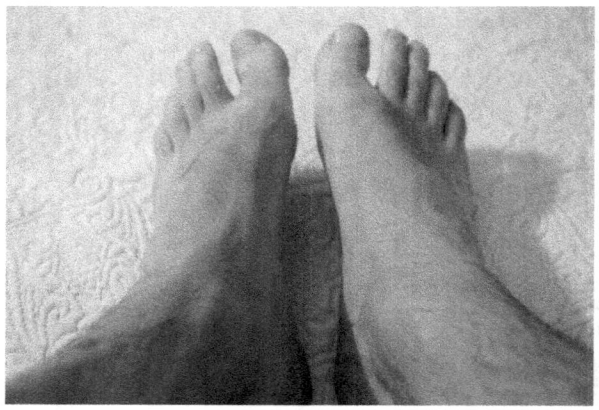

1. Gesucht wird eine beliebte Freizeitbeschäftigung.

2. Man geht ihr besonders gerne in der Urlaubszeit nach.

3. Man kann sie im Haus oder im Freien ausüben.

4. Diese Beschäftigung hilft dabei, die Seele baumeln zu lassen.

5. Je nach Belieben kann man lesen, entspannen oder fernsehen.

6. Wenn jemand diese Beschäftigung zu häufig ausübt, wird er als eine bestimmte Pelzart bezeichnet.

7. Der gesuchte Begriff beschreibt den Zustand des Nichtstuns.

Antwort: Faulenzen

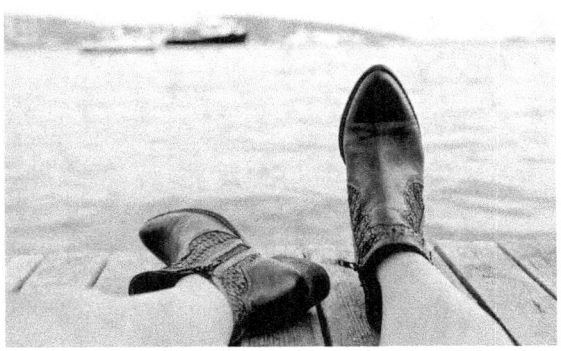

1. Gesucht wird ein Fortbewegungsmittel, das hauptsächlich im Urlaub eingesetzt wird.

2. Es dient nicht einer Fahrt von A nach B, sondern das Fahren damit ist reines Freizeitvergnügen.

3. Es wird nicht durch einen Motor, sondern durch Muskelkraft angetrieben.

4. Es kann auch von Anfängern oder Menschen ohne Vorkenntnisse mühelos bedient werden.

5. Um sich fortzubewegen, müssen die Anwender fest in die Pedale treten.

6. Man nutzt es bevorzugt auf Seen und Flüssen.

7. Diese gesuchte Bootsart ist besonders bei Kindern beliebt.

Antwort: Tretboot

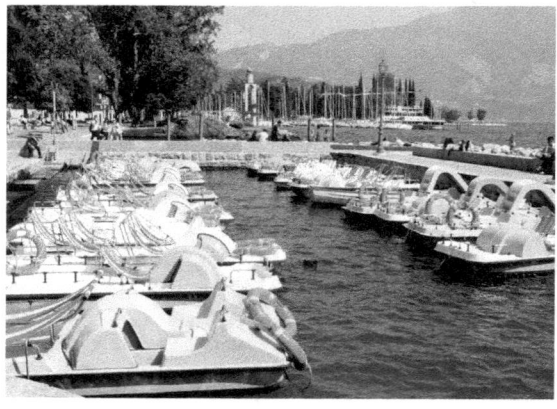

1. Gesucht wird ein Gegenstand, den es in vielen verschiedenen Formen, Farben und Größen gibt.

2. Mit seiner Hilfe kann man sich bequem treiben lassen.

3. Typischerweise ist er mit Luft gefüllt.

4. Von einer Windböe wird er leicht fortgerissen.

5. In den 1920er Jahren wurde er als Gummikavalier bezeichnet.

6. Er wird meistens um den Oberkörper gelegt.

7. Bevorzugt nutzen ihn Kinder und Nichtschwimmer.

8. Er wird auch als eine ringförmige Schwimmhilfe bezeichnet.

Antwort: Schwimmreifen

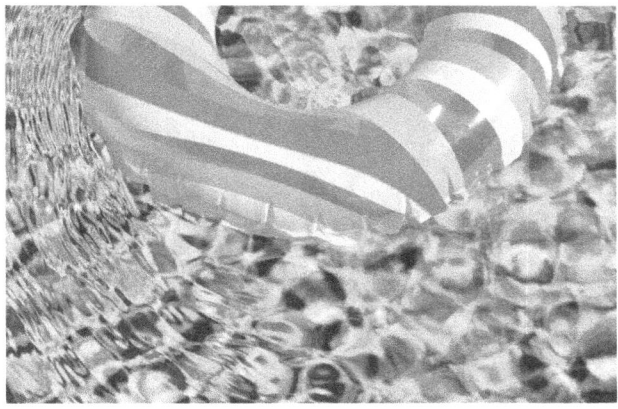

1. Gesucht wird eine beliebte Urlaubsbeschäftigung, die bevorzugt bei schönem Wetter erfolgt.

2. Sie ist nur am Meer möglich und sorgt für pure Erholung und Entspannung.

3. Man kann sie alleine oder in einer Gruppe ausführen.

4. Je nach Wetter trägt man leichte oder wind- und regenschützende Kleidung.

5. Man läuft in bequemen Schuhen oder barfuß.

6. Man genießt die Szenerie, das Meeresrauschen und das Spiel der Wellen.

7. Gerne werden bei dieser Beschäftigung Muscheln und anderes Strandgut gesammelt.

Antwort: Strandspaziergang

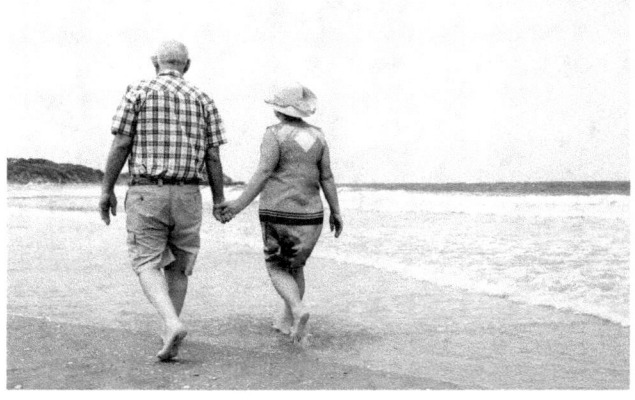

1. Gesucht wird eine beliebte Reiseform bei Senioren.

2. Je nach Belieben kann man Tages-, Mehrtages- oder Urlaubsreisen unternehmen.

3. Man kann alleine teilnehmen, aber ist trotzdem in einer Gruppe.

4. Diese Reiseart führt zu einem gemeinschaftlichen Reiseerlebnis.

5. Man findet schnell Anschluss und kann neue Bekanntschaften knüpfen.

6. Häufig wird diese Reiseart als Alternative zu Auto- und Bahnreisen gemacht.

7. Man kann fast vor der eigenen Haustür einsteigen.

Antwort: Busreise

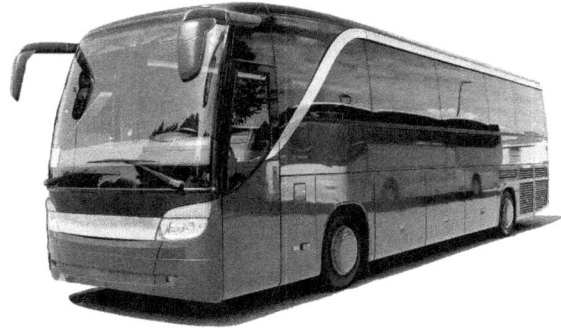

1. Gesucht wird eine beliebte Urlaubsaktivität.

2. Sie ist hauptsächlich in der Sommerzeit möglich.

3. Man kann sie für wenige Stunden oder als Tagesausflug durchführen.

4. Sie ist für Einzelpersonen, mit mehreren Personen und sogar in einer Gruppe möglich.

5. Für Personen, die seekrank werden, ist diese Urlaubsaktivität nicht zu empfehlen.

6. Sie ist auf Seen, Meeren und anderen großen Gewässern möglich.

7. Man verbringt mehrere Stunden auf einem Boot oder Schiff und erkundet von dort aus die Landschaft.

Antwort: Bootsausflug

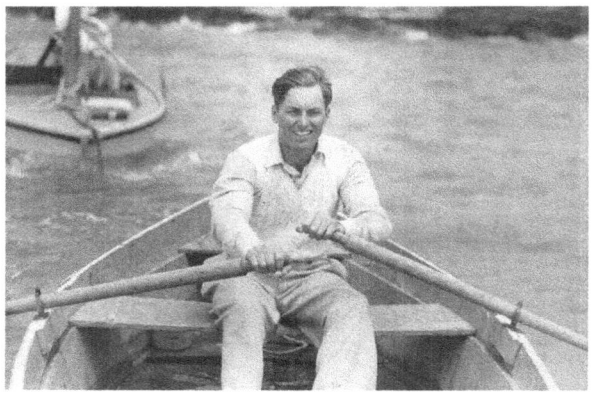

1. Gesucht wird ein spezielles Gefährt.

2. Mit ihm kann man kostengünstig einen Urlaub verbringen.

3. Man braucht kein Hotel zu suchen, denn sein Bett hat man immer dabei.

4. Den Holländern wird nachgesagt, dass sie dieses Gefährt besonders lieben.

5. Der gesuchte Begriff beschreibt einen Anhänger für Kraftfahrzeuge.

6. Bei dieser Reiseform verbringt man seinen Urlaub auf einem Campingplatz.

Antwort: Wohnwagen

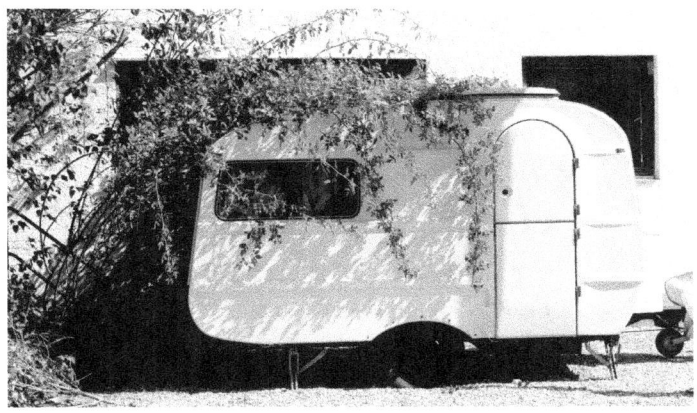

1. Gesucht wird ein Möbelstück, das besonders im Urlaub zum Einsatz kommt.

2. Es kann aus Holz oder Kunststoff beschaffen sein.

3. Typisch ist eine große Nutzfläche aus einem großflächigen Stück Stoff.

4. Es eignet sich wunderbar zur Entspannung.

5. Zusammengeklappt kann man es platzsparend aufbewahren.

6. Man findet es bevorzugt in Gärten, an Stränden, Pools oder Liegewiesen.

7. Obwohl es sich um einen Stuhl handelt, liegt man darauf.

Antwort: Liegestuhl

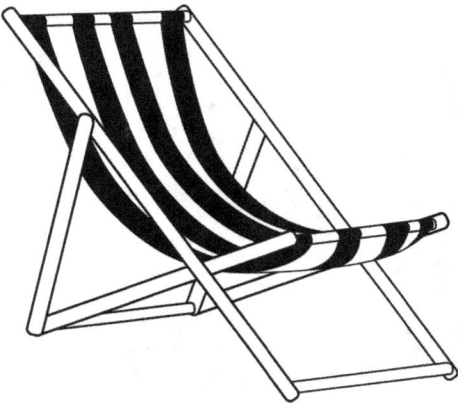

1. Gesucht wird eine Örtlichkeit.

2. Man trifft hier auf reiseerfahrene Menschen, die viele Tipps zu Urlaubsreisen geben können.

3. Besonders wenn man noch unschlüssig ist, wo die Reise hingehen soll, ist man hier richtig.

4. Man erhält hier viele praktische Informationen und Serviceleistungen rund um eine Reise.

5. Viele Reisen nehmen ihren Anfang genau hier.

6. Die gesuchte Örtlichkeit befindet sich meistens in einer Einkaufsstraße oder einem Einkaufszentrum.

7. Egal ob mit Auto, Bus, Bahn oder Flugzeug, für alle Reisearten gibt es hier Reiseangebote.

Antwort: Reisebüro

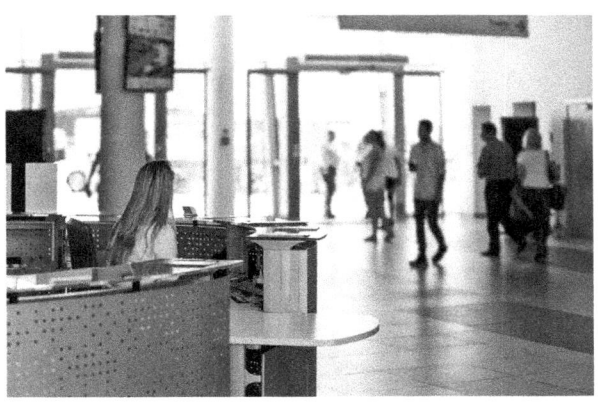

1. Gesucht wird eine beliebte Örtlichkeit, die besonders gerne im Sommer aufgesucht wird.

2. Sie kann natürlichen Ursprungs oder künstlich angelegt sein.

3. Bei Sonnenschein ist sie ein beliebtes Ausflugsziel.

4. Häufig befinden sich hier Hotels, Restaurants, Cafés und andere Freizeitangebote.

5. Bei guter Wasserqualität kann man hier baden.

6. Die gesuchte Örtlichkeit wird gerne als Alternative zu überfüllten Freibädern genutzt.

7. Sie ist ein größeres Gewässer, das von allen Seiten von Land umgeben ist.

Antwort: See

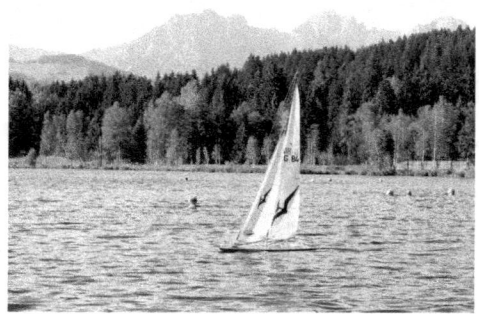

1. Gesucht wird eine beliebte Örtlichkeit, wo fast das das ganze Jahr die Sonne scheint.

2. Sie bietet alles, was das Urlauberherz höher schlagen lässt.

3. Man kann zum Beispiel wandern, tauchen, schwimmen, feiern oder Tennis spielen.

4. Beliebt sind die vielen langen Sandstrände und Buchten.

5. Man kann sie per Schiff oder Flugzeug erreichen.

6. Sie wird als Deutschlands liebste Insel bezeichnet.

7. Wie die Inseln Menorca, Ibiza und Formentera gehört sie zu den Balearischen Inseln.

8. In Kurzform wird sie Malle genannt.

Antwort: Mallorca

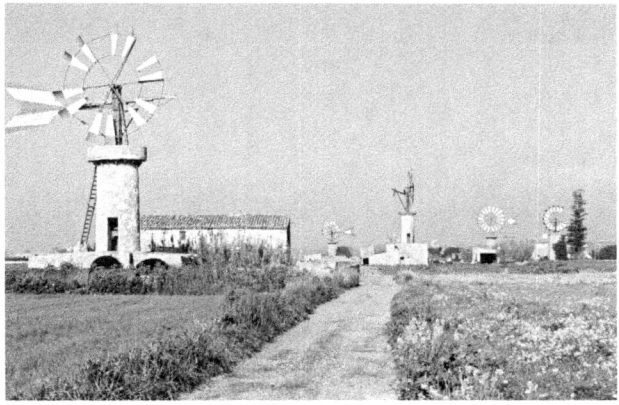

# Wichtige Hinweise

Alle Angaben in diesem Buch wurden sorgfältig und nach bestem Wissen erstellt und erfolgen ohne Verpflichtung oder Garantie der Autorin und des Verlages. Sie übernehmen keine Verantwortung und Haftung für das Gelingen, sowie für Personen-, Sach- und Vermögensschäden.

Bildnachweise:

Titelbild - © Margarita Levina/shutterstock.com

Bild 1 Reisepass - © Charly_7777/pixabay.com
Bild 2 Kreuzfahrtschiff - © 1564890/pixabay.com
Bild 3 Fotoapparat - © SplitShire/pixabay.com
Bild 4 Flughafen - © JoeBreuer/pixabay.com
Bild 5 Palme - © pasja1000/pixabay.com
Bild 6 Postkarte - © MIH83/pixabay.com
Bild 7 Sonnencreme - © dimitrisvetsikas1969/pixabay.com
Bild 8 Ferienwohnung - © PublicDomainPictures/pixabay.com
Bild 9 Sonnenuntergang © kareni/ixabay.com
Bild 10 Badeanzug - © Free-Photos/pixabay.com
Bild 11 Lesen - © klimkin/pixabay.com
Bild 12 Raststätte - © MIH83/pixabay.com
Bild 13 Sandburg - © Droelfzehn/pixabay.com
Bild 14 Minigolf - © Vyntage Visuals/pixabay.com
Bild 15 Badeschlappen - © PublicDomainPictures/pixabay.com
Bild 16 Strandkorb - © Bildagentur Zoonar GmbH/pixabay.com
Bild 17 Koffer - © stux/pixabay.com
Bild 18 Muscheln - © MrGajowy3/pixabay.com
Bild 19 Balkon - © cosimamariacandelli/pixabay.com
Bild 20 Flugzeug - © OpenClipart-Vectors/pixabay.com
Bild 21 Schwimmen - © Free-Photos/pixabay.com
Bild 22 Campingplatz - © notaclueadventures/pixabay.com
Bild 23 Wattwanderung - © Hans/pixabay.com
Bild 24 Sonnenbad - © Donations_are_appreciated/pixabay.com
Bild 25 Fähre - © Pixel-mixer/pixabay.com
Bild 26 Hotel - © StockSnap/pixabay.com
Bild 27 Rucksack - © OpenClipart-Vectors/pixabay.com
Bild 28 Berge - © bogitw/pixabay.com
Bild 29 Hafen - © Medienservice/pixabay.com
Bild 30 Badehose - © StockSnap/pixabay.com
Bild 31 Urlaubsfotos - © 27707/pixabay.com
Bild 32 Sonnenhut - © Hans/pixabay.com
Bild 33 Leuchtturm - © WolfBlur/pixabay.com
Bild 34 Bahnhof - © buddhasmilesagain/pixabay.com
Bild 35 Segelboot - © Gellinger/pixabay.com
Bild 36 Bergwanderung - © rawpixel/pixabay.com
Bild 37 Meeresrauschen - © waku/pixabay.com
Bild 38 Stau - © Gellinger/pixabay.com
Bild 39 Sonnenbrand - © Hans/pixabay.com
Bild 40 Faulenzen - © Free-Photos/pixabay.com
Bild 41 Tretboot - © holzijue/pixabay.com
Bild 42 Schwimmreifen - © PublicDomainPictures/pixabay.com
Bild 43 Strandspaziergang - © Dubova/pixabay.com
Bild 44 Bus - © Freedommail/pixabay.com
Bild 45 Bootsausflug - © Everett Collection/pixabay.com
Bild 46 Wohnwagen - © Antranias/pixabay.com
Bild 47 Liegestuhl - © Hipatia/pixabay.com
Bild 48 Reisebüro - © PhotoMIX-Company/pixabay.com
Bild 49 See - © blumenhau/pixabay.com
Bild 50 Mallorca - © ardulei/pixabay.com

1. Auflage 2018
Herausgeber und Copyright©:
SuperSenior* Marketing Ltd.
Quastenhornweg 2a
14089 Berlin

www.ingramcontent.com/pod-product-compliance
Lightning Source LLC
Chambersburg PA
CBHW071241220526
45468CB00002B/947